AF321994

PUBLICATIONS DU *MOUVEMENT MÉDICAL*

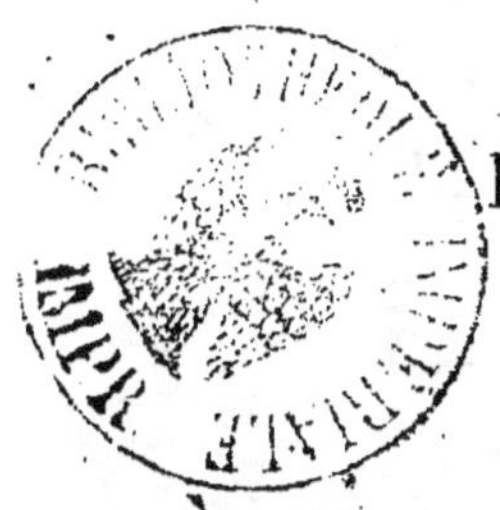

DE L'EMPLOI

DE LA

FÈVE DE CALABAR

DANS

LE TRAITEMENT DU TÉTANOS

PAR

BOURNEVILLE

INTERNE DES HOPITAUX DE PARIS

———❧———

PARIS

ADRIEN DELAHAYE, LIBRAIRE-ÉDITEUR

PLACE DE L'ÉCOLE-DE-MÉDECINE, 23.

———

1867

DE L'EMPLOI

DE LA

FÈVE DE CALABAR

DANS

LE TRAITEMENT DU TÉTANOS

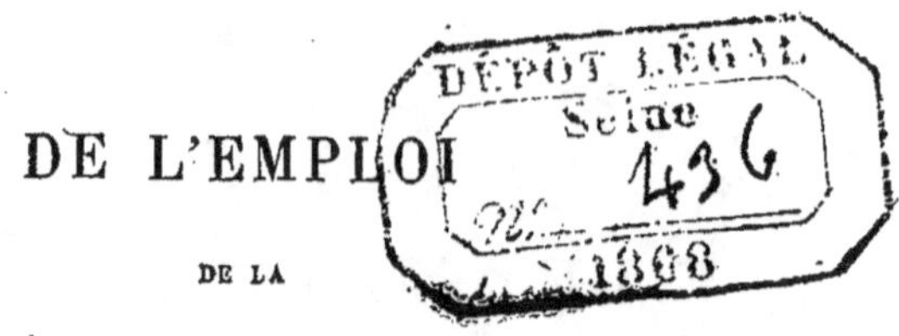
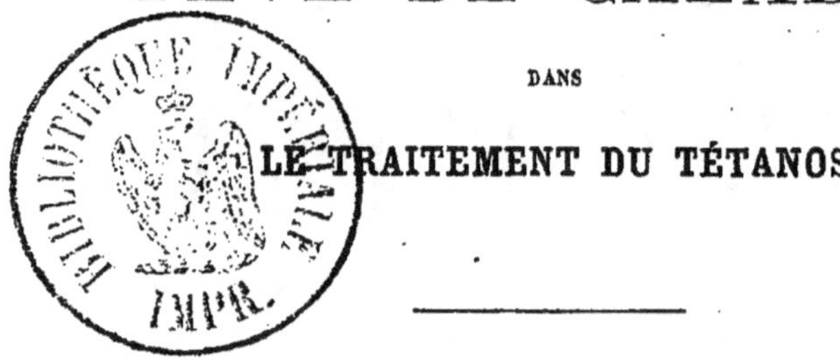

La fève de Calabar est connue depuis quelques années à peine, et déjà le nombre des maladies contre lesquelles on a cru devoir mettre ses propriétés à contribution est assez considérable. On l'a administrée dans des affections morbides de nature bien différente. Toutefois, c'est principalement dans celles du système nerveux que cet agent a été utilisé. Et cela devait être, car les phénomènes physiologiques les plus frappants, produits par la fève de Calabar, portent sur le système nerveux. En 1866, durant notre internat à la Salpêtrière, nous avons donné, sous la direction de M. Delasiauve, la fève de Calabar à des épileptiques. Nous dirons plus tard les résultats, peu encourageants d'ailleurs, que nous avons obtenus alors contre le mal caduc. Aujourd'hui, notre but est de relater l'histoire d'un malade qui fut atteint de tétanos consécutivement à une plaie communicante du genou. Nous avons pu, dans ce cas, grâce à l'obligeance de notre cher

1867

maître, M. Giraldès, suivre les effets du médicament et vérifier les assertions d'un médecin anglais, M. Eben Watson qui, l'an dernier, a prescrit avec succès la fève de Calabar contre le tétanos.

Avant d'entrer dans la pratique, l'idée de donner la fève de Calabar dans le tétanos existait déjà en théorie. Depuis plusieurs années, M. Miller (d'Edimbourg) (1) et M. Eb. Watson avaient déclaré que l'usage de la fève de Calabar pourrait rendre des services dans le traitement de cette terrible maladie. Aussi, deux malades atteints de tétanos étant entrés presque simultanément dans les salles de M. Eb. Watson, ce médecin s'empressa-t-il de vérifier cette hypothèse, encouragé du reste par M. Christison, si compétent en pareille matière. Mais avant de résumer les observations de M. Eb. Watson, nous devons mentionner un essai incomplet, tenté antérieurement par M. Holmes Coote (2).

OBS. I. — William P..., 35 ans. 11 *février* 1864, plaie contuse de l'extrémité de l'index gauche. — Le 25, la dernière phalange est à nu, dépouillée de son périoste, nécrosée; ablation, sutures avec des fils métalliques. — Le 27, roideur dans la mâchoire inférieure. — Le 28, signes évidents de trismus, écartement difficile des mâchoires, gêne de la déglutition. — Constipation; — huile de croton, un minime; *enema* de bœuf et vin de Porto. A sept heures du soir, le purgatif ayant convenablement opéré, on prescrit 25 minimes de solution sédative de Battley.

29 *fév.* — Pas de changement; claquement des dents

(1) *System of surgery*, p. 515.
(2) *Particulars of the treatment of a case of tetanus in which the Calabar bean was freely administered.* (The Lancet, 26 march 1864, p. 348)

sitôt que le malade s'assoupit. Un second minime d'huile de croton n'ayant produit aucun effet, deux autres minimes sont administrés dans la journée. A dix heures et demie du soir, le malade avait eu neuf selles.

1er *mars*. — Même état; tension des muscles abdominaux; deux grains de calomel et un tiers de grain d'opium toutes les trois heures, jusqu'à salivation.

Le 2, léger amendement des symptômes; les gencives sont touchées par le mercure. — 3. Le claquement des mâchoires persiste et trouble le repos du malade. Le soir, le pouls est plus fréquent (96) que le matin (88). — 4. Un minime *d'extrait de fève de Calabar* dissous dans de la glycérine, toutes les heures ou toutes les deux heures, selon les effets du médicament.

5. — Mâchoires contractées, muscles abdominaux tendus, pouls à 104. Par méprise, après la troisième dose, on a suspendu la fève de Calabar, qui est reprise à midi. A partir de là jusqu'à midi, le 6 mars, P... avait pris une dose d'extrait équivalente à 56 grains de poudre. Pas d'amélioration notable; suppression de la fève de Calabar. — De onze heures du matin à quatre heures, injection par la méthode sous-cutanée, en trois fois, d'un grain et demi d'acétate de morphine. — A 10 h. 40 du soir, le malade se réveille; pupilles très-contractées : douze onces de thé de bœuf et deux d'eau-de-vie, puis injection d'un demi-grain d'acétate de morphine.

7.—Injection, en trois fois, de deux grains et demi de sel de morphine. Le malade se trouve mieux; il a pris de la nourriture et bu du thé de bœuf et de l'eau-de-vie. — 8. Un grain et demi d'acétate de morphine; — sulfate de quinine. — 9. Trois grains et demi en trois fois. Diminution du claquement des mâchoires, retour de la motilité volontaire. — 10. Injection de trois grains de morphine en trois fois. — La nuit a été bonne. — 11. État général satisfaisant. Injection de deux grains d'acétate de morphine. De ce jour au 22 mars, les doses ont été graduellement diminuées et enfin supprimées définitivement.

Nous avons dû, pour tenir compte de tous les

— 4 —

faits cliniques publiés jusqu'à ce jour, consigner
ici la note de M. H. Coote, bien qu'elle ne puisse
décider aucunement de la valeur de la fève de Calabar contre le tétanos, puisque d'autres agents
ont été concurremment employés. Dans les observations ci-après, on a pu, au contraire, étudier pas
à pas l'action de la fève de Calabar.

Obs. II. — Le 22 octobre 1866, Anna W..., âgée de
11 ans, se fit, en heurtant son pied contre un caillou, une
légère blessure au côté de l'ongle du gros orteil. Rien d'ex-
traordinaire dans les premiers jours. Mais, le 6 novembre,
les mâchoires commencèrent à se resserrer ; peu à peu
le trismus s'accentua et on se décida à envoyer l'enfant à
l'hôpital. Le soir, opisthotonos grave, corps incurvé de
telle sorte qu'il décrit les trois quarts d'un cercle ; inha-
lations de chloroforme, retour des spasmes sitôt que
cesse l'anesthésie. Extirpation de l'ongle, dont la matrice
est encore enflammée et ecchymotique.

13 *novembre*. — Mâchoires fortement contractées ; rigidité des membres et du tronc. Tout mouvement du
malade nécessitant un effort, même médiocre, toute
sensation due au contact de la peau par un corps quel-
conque, déterminent les spasmes de l'opisthotonos. Au
repos, d'ailleurs, on note des convulsions fréquentes.
Soulagement par le décubitus abdominal. — Calomel et
jalap ; teinture de hachisch. Le soir, les phénomènes
convulsifs ont été plus violents et, le 14, comme le purgatif n'avait rien fait, on ordonne : huile de castor,
15 grains ; huile de croton, une goutte.

15. — Selles noires, répétées. La teinture a été mal
prise, l'enfant la crachant quelquefois immédiatement.
A deux heures et demie du soir, redoublement des spasmes. Application, dans le creux laissé par une dent, d'un
papier gélatiné de Squire à l'extrait de fève de Calabar.
Après un laps de temps assez court, la sensibilité est plus
nette et les muscles obéissent mieux à la volonté. A trois
heures, deux autres carrés de papier ; à sept heures,

trois; à dix heures, cinq. Dans la soirée, quelques convulsions rapides; rigidité du tronc et des membres, opisthotonos et trismus prononcés. Parole plus distincte; pupilles plutôt contractées que dilatées. Toutes les deux heures, deux carrés de papier de fève de Calabar.

16. — Roideur extrême. Spasmes répétés et intenses. Extrait de fève de Calabar, 2 grains; vin, une once. Dix gouttes par heure en deux fois. Jusqu'à sept heures du soir, elle prit 80 gouttes. A ce moment, on note : tremblements de temps en temps, surtout quand elle parle; état demi-comateux, pas de cambrure; bouche ouverte; pupilles passablement rétrécies; respiration tranquille et rhythmique; pouls plein, un peu fréquent. Suspension du médicament pendant deux heures. Alors, les pupilles sont dilatées, des spasmes se montrent lorsqu'on touche la malade ou qu'on la réveille. Sur-le-champ, on administre 9 gouttes de vin de fève de Calabar, puis 5 gouttes par heure.

18. — Amélioration : déglutition plus libre, respiration plus calme, pouls à 84, pupilles naturelles (10 gouttes de vin par heure). — Dans la matinée, trois attaques successives et violentes d'opisthotonos; réapparition de la rigidité; spasmes aisément provoqués : extrait de fève de Calabar, 12 grains; poudre de gingembre, q. s.; divisez en 24 pilules. Par erreur, l'apothicaire fit ces pilules moitié plus fortes, c'est-à-dire contenant chacune un grain au lieu d'un demi-grain d'extrait. Une demi-heure après l'ingestion de la neuvième pilule, la malade offrait les symptômes suivants : Paupières largement ouvertes, regard étonné, vitreux, pupilles contractées semblables à la pointe d'une aiguille; intermittences du pouls qui est rapide et de la respiration qui est saccadée; nul indice de sensibilité; point de spasmes spontanés ou provoqués. Relâchement général des muscles, excepté toutefois des muscles de la nuque qui demeurent tendus. Eau-de-vie et 16 gouttes de teinture de belladone. Cinq minutes plus tard, on revient aux mêmes doses. Bientôt la situation s'amenda. L'enfant, couchée sur le côté, rendit un peu de liquide rougeâtre; la respiration, quoique

toujours tumultueuse et précipitée, s'améliora et progressivement revint à son rhythme normal; simultanément le pouls se ralentit et se régularisa ; puis les pupilles se dilatèrent. A peine la respiration s'était-elle rétablie, que la sensibilité reparut; mais les extrémités restèrent flasques durant la majeure partie de la nuit; la motilité semblait abolie, soit impuissance, soit répugnance de la malade au mouvement.

Le 19, au matin, tous ces phénomènes s'étaient effacés. Face colorée; pupilles naturelles; transpiration ; pouls à 108, mou, régulier. Intelligence nette. Les bras, encore tendus, obéissent mieux à la volonté. Les dents laissent entrer la cuiller ; déglutition plus facile. (Teinture de *cannabis indica*, alimentation appropriée, stimulants.) — La persistance des spasmes, encore déterminés aisément, mais moins vigoureux, indique que la maladie n'est pas détruite. En effet, la rigidité envahit de nouveau le tronc et les membres, respectant toutefois les muscles de la face. — Teinture de fève de Calabar, d'après la recette de M. Fraser, teinture dans laquelle cinq minimes équivalent à trois grains de la fève.

10 *décembre*. — La nuit dernière, cinq garde-robes liquides, abondantes. Il n'y en avait pas eu depuis l'administration d'huile de croton tiglium. Physionomie presque naturelle. La malade peut rire et ouvrir la bouche plus largement qu'elle ne l'a fait jusqu'ici ; mastication convenable. Sauf un peu de roideur dans les muscles du dos et de l'abdomen, tous les autres obéissent à l'incitation volontaire ; encore quelques spasmes très-légers. Teinture de fève de Calabar à la même dose (5 minimes), seulement 4 fois par jour au lieu de 12. — A dater de ce jour, la recouvrance marcha rapidement. La fève de Calabar fut définitivement supprimée le 22 décembre. — *Exeat* pour la convalescence le 4 janvier 1867.

Obs. III. — John M'P..., 13 ans, admis le 6 décembre 1866 s'est fait à l'index gauche, le 15 novembre, une plaie par déchirement, avec renversement de l'ongle, qui a été arraché le lendemain. Cicatrisation en une semaine. Le 4 décembre, dans la soirée, douleurs dans le dos et roideur des membres. Pendant la nuit, secousses convulsives des muscles postérieurs du tronc. Depuis l'accident, M. P. a été constipé (une selle par semaine); il s'est purgé une fois avec de l'huile de castor. À son arrivée à l'hôpital, trismus, contraction des mâchoires, rigidité des membres et du tronc. Le plus léger effort suffit pour produire un spasme. La vision est confuse; pupilles contractiles, dilatées, la droite en particulier. — Huile de castor, une demi-once; huile de croton, un minime. — Le purgatif a déterminé deux selles hier soir et trois ce matin, 7 décembre. — Pouls à 84. — Teinture de fève de Calabar, 5 minimes.

9 *décembre*. — Le médicament a été scrupuleusement pris. Sommeil; mais, à chaque réveil, spasmes tendant à l'opisthotonos. Appétit, langue blanche; pupilles contractiles, larges, surtout la droite. La contractilité est plus prononcée le jour que la nuit et à gauche qu'à droite. Douleur dans le côté droit de la poitrine; rien à l'auscultation. — 4 minimes de teinture de fève de Calabar par heure.

11. — Nuit meilleure que les précédentes; cependant, il s'est réveillé trois fois. Physionomie plus naturelle. Les muscles des membres sont plus libres, ceux du tronc moins rigides. Les convulsions sont plus rares et moins intenses.

Environ 15 ou 20 minutes après l'ingurgitation d'une dose de teinture de fève de Calabar, les pupilles étaient contractées, les muscles remarquablement relachés. Ces phénomènes paraissent se dissiper rapidement, car, au bout d'une heure, les pupilles sont largement dilatées, et la tendance aux spasmes s'accroît.

13. — Somnolence dans la matinée d'hier. Pas de spasmes durant une heure, ce qui n'était jamais arrivé. Amélioration; l'écartement des mâchoires est plus large. John a absorbé hier, dans l'après-midi, cinq minimes toutes les deux heures, et deux doses seulement cette nuit.

14. — Les doses ayant été diminuées le matin, les spasmes, dans la soirée, reparurent si nombreux et si intenses, que l'on prescrivit six minimes chaque deux heures, quantité qui a été continuée dans la nuit du 14 au 15. Aussi, ce matin, les phénomènes sont-ils remarquablement amendés. Le 16, aucun spasme; continuation du médicament. A part une certaine roideur dans les membres et le tronc, les muscles ont recouvré leurs propriétés physiologiques. Quelques mouvements convulsifs le 17 à la suite d'une émotion subite. Le 28 décembre, l'état général du malade était excellent; par précaution il prend encore 18 minimes de teinture par jour; la fève de Calabar n'a plus été administrée que quelques jours et le malade est parti en convalescence le 4 janvier 1867 (1).

M. Eb. Watson fait remarquer que, dans les deux cas qui précèdent on avait affaire à un tétanos aigu, ayant débuté d'une manière insidieuse. Il insiste 1° sur le relâchement des muscles produit par la fève de Calabar; 2° sur l'action temporaire exercée par cette substance sur la pupille, action moins marquée qu'on ne pourrait le supposer ; 3° enfin sur les doses. Sous ce dernier rapport il conseille de commencer par une petite quantité, 5 minimes par exemple, chez les enfants de 10 à 12 ans, à intervalles d'abord éloignés, puis de plus en plus rapprochés, et de n'augmenter la dose qu'avec prudence. Il conseille encore de préférer la forme liquide, en particulier la teinture préparée d'après le procédé de M. Fraser. On éloigne ainsi toute crainte d'une accumulation du médicament dans l'estomac.

(1) *Clinical reports on two cases of traumatic tetanus successfully treated* by Calabar bean. (*The Lancet,* 2 march 1867.)

Voici maintenant l'observation recueillie dans le service de M. Giraldès.

Obs. IV. — *Plaie communicante du genou droit. — Amputation de la cuisse: — Tétanos. — Mort.* — Merl.... Alexandre, 9 ans, est entré le 6 juin 1867, au n° 2 de la salle Saint-Côme. Une heure auparavant, en voulant sauter sur une de ces voitures basses qui servent à transporter les pierres de taille, il a manqué son coup, s'est pris la jambe entre deux traverses et a été traîné pendant quelques instants. Au moment de l'admission, plaie d'aspect grisâtre (poussière), au niveau du genou droit, longeant la base de la rotule et mesurant 8 à 10 centimètres; contusion du pied, avec ecchymose autour de la malléole externe.

Les parents fournissent, sur les antécédents de leur enfant, les détails qui suivent. A 9 ans, convulsions répétées durant deux heures; elles auraient exercé une influence sur le développement de l'enfant, car antérieurement aux convulsions, il commençait à marcher, et, après, il resta six mois sans pouvoir se soutenir sur les jambes. Pas de scrofules. Fluxion de poitrine à 6 ans. Enfin, il y a six mois, il a été soigné par M. le docteur Colin, pour une scarlatine suivie d'albuminurie.

7 juin. — La plaie a été lavée; cependant elle est toujours grise et exhale une odeur infecte. Après avoir chloroformé l'enfant, M. Giraldès constate que la plaie communique avec l'articulation du genou : on introduit aisément le doigt entre la rotule et la poulie intercondylienne. La nuit a été mauvaise : agitation incessante, insomnie.

8-9. — Même état; pas d'albumine dans les urines.

11-12. — Gonflement considérable autour de la plaie, qui donne un pus fétide et séreux. La peau circonvoisine est lisse, rouge, tendue. Pouls fréquent et fort. Inappétence, langue saburrale, constipation (Lavement purgatif. Injections chlorurées dans la plaie). Les parents s'opposent à l'amputation.

16. — L'enfant, dont l'agitation s'était un peu calmée, présente ce soir des accidents nouveaux : face grimaçante, légère contraction de l'orbiculaire des paupières, douleur vers les articulations de la mâchoire inférieure. On consent à l'amputation qui est pratiquée le 17 juin. Les phénomènes nerveux persistent. Toutefois, dans l'après-midi ils ont diminué. Anorexie, 2 selles.

Examen de la cuisse amputée. — Rotule entièrement détachée de l'articulation ; les bords du cartilage qui revêt sa face postérieure sont libres, dentelés. Ligaments croisés, rouges, ramollis ; l'un d'eux est presque détruit. Les cartilages de l'extrémité inférieure du fémur sont à peu près normaux, mais ceux des condyles du tibia offrent de larges plaques vascularisées dont la coloration ne disparaît pas, même après des lavages répétés. Toutes les parties molles qui environnent l'articulation sont infiltrées de pus, épaissies, fongueuses. En arrière, on trouve au-dessous du muscle poplité un petit foyer purulent communiquant avec l'articulation. Les fibres musculaires sont décolorées. — Ecchymose au niveau de la malléole externe. En incisant les téguments, on découvre un épanchement de sang, ayant 2 centimètres d'épaisseur et remontant à 10 centimètres au-dessus de la malléole. — La malléole externe est séparée du corps du péroné. Il y avait eu arrachement de l'épiphyse.

18. — Nuit mauvaise : insomnie, agitation, plaintes, cris. Ce matin, on note l'état suivant : face plus grimaçante qu'hier, contracture des paupières, pupilles normales, contraction des muscles diducteurs des lèvres, resserrement des mâchoires, pas de gêne de la déglutition. Roideur des muscles des régions latérales du cou. La respiration, à 39, ne paraît pas gênée ; pouls à 120 ; température axillaire 38 4/5. — *Poudre de fève de Calabar*, 40 centigrammes en 8 pilules (une pilule toutes les heures) ; julep avec 5 centigr. d'*extrait de fève de Calabar* (une cuillerée toutes les 2 heures).

6 *heures du soir.* — Pouls à 120, respiration à 33, température 38 3/5. Plaintes fréquentes ; il dit souffrir de son moignon, et quand les douleurs sont plus vives,

le front se plisse, les paupières se convulsent davantage
ainsi que les mâchoires. Dysphagie. La flexion de la tête
s'exécute assez facilement, mais l'extension est doulou-
reuse, parfois grincement des dents. Hallucination de
l'ouïe : il s'imaginait entendre crier une souris et cher-
chait à la chasser, tout en déclarant ne pas la voir. Il a
pris régulièrement la fève de Calabar.

19. — Pouls, 136 ; respiration à 36 ; température, 38°
3/5. Hier soir, à partir de huit heures et demie, M. Giraldès a prescrit une émulsion avec 1 gramme de fève de
Calabar, potion que le malade a fini de prendre ce matin
à dix heures et demie. Il a dormi trois heures consécu-
tives ; les symptômes sont à peu près les mêmes qu'hier,
l'enfant se plaint sans cesse d'avoir trop chaud. Émulsion avec 1 gramme de poudre de fève de Calabar.

Six heures du soir, l'agitation a reparu, cris, etc.,
secousses dans les membres. Soif très-vive, l'enfant peut
encore, mais avec peine, allonger la langue, qui est
recouverte d'un léger enduit blanchâtre. Sueurs abondantes ayant nécessité le changement de linge. En re-
vanche, les urines sont rares ; pouls, 136 ; température,
38 4/5. Le malade accuse une chaleur extrême.

20. — Pouls, 144 ; respiration, 36 ; température, 38°
3/5 ; nuit passable.

A la visite, le cou, plus roide qu'hier, est médiocre-
ment porté en arrière. Même expression de la physionomie ; les autres symptômes ne sont pas modifiés, Pas
de dyspnée. Depuis 11 heures du soir jusqu'à ce matin
8 heures, le malade n'a rien pris ; une nouvelle émulsion
de fève de Calabar, 1 gr. 50 centigr ; thé au rhum.

6 *heures du soir*. — La figure paraît plus naturelle, la
contracture des muscles des lèvres et des mâchoires
semble diminuer, la tension des muscles extenseurs de
la tête est la même. Soif toujours ardente, sueurs copieuses, constipation malgré l'administration d'un lavement, sensibilité normale. Nouvelle émulsion de fève de
Calabar, 1 gr. 50.

Minuit. — Mouvements brusques dans tous les membres, principalement dans la cuisse amputée, où ils ont déterminé un écoulement sanguin, d'ailleurs sans importance. Face pâle ; l'enfant dit avoir très-froid ; oppression notable, respiration précipitée, pouls très-petit, température 40 degrés ; douleurs vives dans le cou, soif ardente. Cet état a duré trois quarts-d'heure, puis le malade s'est plaint d'avoir trop chaud, il appelait à son secours, prétendant qu'il allait tomber.

Pendant la période de froid, les pupilles étaient contractées.

21. — Pouls, 136 ; respiration, 48 ; température, 37° 4/5. Insomnie. Les yeux sont à demi fermés, le front est ridé, les commissures labiales sont tirées ; de là un aspect de la physionomie tel qu'on dirait que l'enfant va pleurer. Il essaye de se déchirer la figure ; plaintes, agitation. Mâchoires contractées ; la déglutition est redevenue difficile ; pas de salivation exagérée ; la tête est assez fortement portée en arrière ; le menton ne peut plus être abaissé vers le sternum. Urine à peine ; sueurs copieuses. Suppression de la fève de Calabar.

Ces phénomènes se sont accentués de plus en plus. A une heure, la déglutition était à peu près impossible, le liquide restait dans la bouche, malgré les efforts de l'enfant pour l'avaler. Le cou est plus tendu, la respiration entravée. Dans la soirée, il succombait.

Autopsie le 23 juin. — Pas de rigidité cadavérique. — Putréfaction avancée. Au niveau du moignon, du ventre, du cou, de l'articulation du coude, la peau présente des taches verdâtres. En pressant le moignon, en appuyant sur le ventre, le cou, etc., on perçoit une crépitation très-fine.

Thorax. — Quelques adhérences légères et anciennes des plèvres. Emphysème sous-pleural. Les vésicules pulmonaires paraissent distendues ; congestion médiocre à la base des poumons. L'incision des veines caves, particulièrement de l'inférieure, donne lieu à un sifflement assez fort. Lorsqu'on serre dans la main les ventricules du cœur plongé dans l'eau, on voit sortir un grand nombre de bulles de gaz. — Tissu du cœur mou. Les cavités cardiaques ne renferment qu'un peü de sang noir, liquide.

Abdomen. — Distension considérable de l'intestin par des gaz. Rate volumineuse, parenchyme mou. Foie assez gros, verdâtre. Au-dessous de son enveloppe péritonéale, on trouve des vésicules de la grosseur d'une noix, renfermant des gaz. Légère anémie de la substance corticale des reins.

Crâne. — Injection médiocre de la pie-mère, plus forte en arrière. Les veines contiennent une assez grande qnantité de bulles gazeuses à droite et à gauche ; elles sont, pour ainsi dire, complétement remplies de gaz. La section des sinus de la dure-mère produit un sifflement dû à l'issue des gaz qu'ils contenaient. Les enveloppes du cerveau se détachent facilement. Cerveau volumineux, circonvolutions profondes. Les deux substances, à l'œil nu, semblent saines. Peu de liquide céphalo-rachidien. La pie-mère spinale est légèrement injectée. La moelle, examinée au microscope par M. Ch. Bouchard, a paru normale.

L'histoire de notre malade, par sa terminaison fatale, est en opposition avec les résultats obtenus par M. Eb. Watson. A quoi attribuer cette différence dans les résultats? Est-ce à la *marche de la maladie*, à la *dose* employée, au mode de préparation, etc. La quantité de fève de Calabar administrée était-elle suffisante? Au premier abord, en comparant les quantités prescrites par le médecin anglais avec celles qui ont été données par M. Giraldès, nous avions pensé que la dose avait été trop faible, pour exercer une action sur le système nerveux. Afin de vérifier cette supposition, nous avons procédé à l'expérience suivante.

Expérience I. — Cabiai, 2 mois et demi, en digestion. — 17 *octobre.* A partir de neuf heures, ingestion toutes les heures, dans l'estomac, d'une cuillerée à café de la préparation suivante :

Émulsion . . . . 125 gr.
Poudre de fève de Calabar.   2 —

A onze heures, suspension du médicament. Quelques tremblements, plus marqués au moment de l'inspiration. Reprise de la fève de Calabar à 6 heures 30 minutes. — A 7 heures, malaise, nausées; écoulement de mucus nasal; tremblement dans les pattes; poil hérissé. A huit heures, l'animal avait pris la valeur de 1 gr. 75 de poudre de fève de Calabar : convulsions cloniques presque généralisées, poil hérissé; plaintes. Bave; larmes abondantes; une selle solide.

Huit heures 20. — La sécrétion de la salive et des larmes augmente; selles dures, mélangées de glaires. Les secousses sont plus fortes, très-rapides et ont gagné les muscles abdominaux; l'animal est impuissant à se soutenir. — Huit heures 25 m. : injection hypodermique de 15 gouttes d'une solution de sulfate d'atropine (0 gr., 30 pour 30 gr. d'eau).

De 8 heures 30 à 8 heures 50, l'état convulsif est resté le même; mais les sécrétions nasale, buccale, etc.; loin d'être exagérées paraissent ralenties. Dix minutes plus tard, le cabiai se soulèvait sur les pattes antérieures, les postérieures étaient toujours le siége de convulsions cloniques ainsi que le tronc et la tête. Peur au moindre bruit.

9 heures 30. Se promène; la démarche, toutefois, est ncertaine. Les tremblements persistent au tronc; elles ont disparu dans les membres postérieurs. — A 10 heures, l'animal en partie revenu à son état normal, conservait seulement un peu de faiblesse dans le train de derrière. Le lendemain matin (18 octobre), il était totalement remis (1).

(1) La lenteur des accidents, dans la première période de l'administration de la fève de Calabar (9 h. à 11 h. du matin)

Nous croyons pouvoir inférer de cette expérience que la dose de fève de Calabar donnée au malade de la Salle St-Côme, avait impressionné l'organisme. Aurait-on pu l'élever sans inconvénient, c'est là une question qu'il serait imprudent de trancher, l'expérimentation clinique étant incomplète sous ce rapport.

L'inefficacité de la fève de Calabar, dans ce cas, ne serait-elle pas attribuable plutôt à la marche de la maladie? Chez cet enfant, en effet, le début a été brusque, et non pas insidieux comme chez les malades de M. M. H. Coote et Eb. Watson, et, en outre, ils se sont succédés, avec une promptitude bien plus grande. Or, dans de semblables circonstances, la plupart des médicaments échouent. Les succès relatés quotidiennement par les journaux, mis à l'actif de tel ou tel agent, tiennent peut-être, et c'est là une opinion exprimée par M. Giraldès dans sa leçon sur le tétanos, à la chronicité du tétanos, c'est-à-dire à la lenteur de l'évolution des symptômes.

Une autre particularité qu'il faut noter dans cette expérience et que nous ne devons point passer sous silence, c'est la *guérison* par *l'atropine* des accidents engendrés par la *fève de Calabar*. Plusieurs physiologistes (1) ont déjà mentionné des expériences analogues, et la nôtre vient confirmer leurs conclusions. La guérison, nous le répétons n'était pas douteuse; car (*Exp. II*) chez un cabiai plus

était due à l'état de plénitude de l'estomac. L'animal ayant été laissé à jeun jusqu'à 6 heures, nous avons vu se dérouler rapidement, sous l'influence d'une nouvelle dose, les symptômes de l'empoisonnement.

(1) Kleinwæchter, *Berl. Klin.* Wochschr, 38, 1864.

vieux, plus fort que le premier, nous avons administré, par la même voie, un gramme de poudre de fève de Calabar en émulsion, et cette dose a été mortelle. Mais cette opposition entre les phénomènes, dus à la fève de Calabar et ceux que produit l'atropine, mérite d'être traitée à part. C'est ce que nous nous proposons de faire, ayant déjà, sur ce sujet, quelques expériences intéressantes.

L'observation IV et les considérations qui la suivent ont été lues à la *Société de Biologie.* (Séance du 21 décembre.)

PARIS. — IMP. VICTOR GOUPY, RUE GARANCIÈRE, 5.

www.ingramcontent.com/pod-product-compliance
Lightning Source LLC
LaVergne TN
LVHW010241060726
842519LV00014B/1583